AF321832

NOTICE

SUR LES

USAGES HYGIÉNIQUES ET PHARMACEUTIQUES

DE

L'OXYGÈNE

PAR

M. CHAVANON.

PARIS

CHEZ L'AUTEUR, RUE SAINT-HONORÉ, 151

Pharmacie du Louvre.

NOTICE

SUR LES

USAGES HYGIÉNIQUES ET PHARMACEUTIQUES

DE

L'OXYGÈNE

À peine les découvertes de Lavoisier eurent-elles démontré la part que prend l'oxygène dans la respiration, que les esprits pratiques de l'époque, pressentant le rôle immense que cet agent devait tôt ou tard jouer dans la thérapeutique, tentèrent de l'appliquer à la médecine.

En France, Chaptal, Fourcroy, Bedoës; en Angleterre, Philips et Baynton, instituèrent des expériences cliniques dans ce but. Un grand nombre d'essais analogues furent également pratiqués sur divers points de l'Europe savante.

Cependant, ces tentatives, quoique en général couronnées de quelques succès, ne répondirent pas aux espérances que l'on avait conçues, et ne furent point suivies avec la persistance qu'elles méritaient.

Il est probable que les graves événements politiques qui s'accomplirent vers la fin du dernier siècle et au commencement du nôtre, ne furent pas complétement étrangers à l'espèce d'abandon dans lequel tomba cette branche intéressante de l'art : les esprits alors avaient d'autres préoccupations. Mais les obstacles qui arrêtèrent sérieusement les expérimentateurs furent, pour ainsi dire, tout matériels; ces obstacles étaient surtout les difficultés de toute sorte, inhérentes à la manipulation des gaz, l'imperfection des appareils, et le défaut de vulgarisation des procédés de la chimie pneumatique.

L'idée ne devait pas cependant tomber dans l'oubli; de temps en temps une tentative isolée venait protester contre l'indifférence générale, sans arriver à la vaincre.

Enfin, tout récemment, l'oxygène a reparu dans la thérapeutique, et cette fois du moins, avec la certitude d'y rester toujours au premier rang de ses agents les plus actifs et les plus répandus.

C'est, qu'en effet, toutes les difficultés qui jusqu'ici avaient entravé son application, ont actuellement disparu : le laboratoire a simplifié et perfectionné son outillage ; l'usage aujourd'hui journalier de l'éclairage au gaz a essentiellement habitué les masses au maniement de ces sortes de fluides.

Enfin, l'emploi fréquent des vapeurs de chloroforme et d'éther, et celui des liquides pulvérisés, par voie d'inhalation pulmonaire, ont familiarisé les praticiens avec ce mode nouveau d'administration des remèdes.

D'une autre part, les recherches de la science contemporaine, en précisant avec plus de rigueur le mode d'évolution de l'oxygène dans son passage à travers l'organisme animal, sont venues donner à cette question un attrait et un intérêt tout nouveaux.

Nous ne voulons pas publier une étude complète sur ce sujet : l'histoire des applications cliniques de cette substance présente encore trop de lacunes pour pouvoir être autre chose qu'une ébauche, et, d'ailleurs, la spécialité de nos études nous fait un devoir d'être très-réservé sur ce point. Seulement, nous croyons savoir que MM. Demarquay et Leconte s'occupent actuellement de la solution de ce problème ; le nom seul de ces savants praticiens est une garantie suffisante de l'importance d'une œuvre impatiemment attendue.

Nous voulons jeter un coup d'œil rapide sur la nature des phénomènes physiologiques dus à la réaction de l'oxygène sur le sang, et en déduire scientifiquement quelques applications à la thérapeutique.

C'est pour ainsi dire un programme d'indications que nous allons dresser, nous appuyant sur les expériences déjà faites.

C'est un fait aujourd'hui vulgairement connu, que le sang, cette *chair coulante*, ce liquide destiné à s'organiser dans nos tissus, et à devenir partie intégrante de nous-même, se charge à chaque instant de matériaux alibiles par la surface intestinale, et d'*oxygène* par l'intermédiaire du poumon. Le véhicule des premiers est l'ensemble des vaisseaux veineux et lymphatiques qui plongent leurs innombrables racines dans l'épaisseur de la muqueuse du tube digestif, et le second est absorbé directement par les veines pulmonaires.

Ces deux éléments, aliments et oxygène, roulent ensemble dans le torrent circulatoire, et dans leur trajet si compliqué, à travers tous les détours du système vasculaire, réagissent lentement l'un sur l'autre. Les produits de cette réaction prolongée ou plutôt de cette série de réactions, varient suivant la nature chimique des aliments.

Ceux qui ne présentent pas d'azote dans leur composition se résolvent finalement en acide carbonique que le travail de l'exhalation élimine à chaque expiration.

Les matières azotées s'oxydent également et, après un certain nombre de transformations successives, arrivent à se constituer sous forme d'une substance blanche, cristallisable, très-soluble dans l'eau, neutre et sans action nuisible sur les tissus vivants.

Cette matière est l'urée, dont la secrétion rénale débarrasse incessamment l'économie.

Tels sont les faits à l'état physiologique ; mais pour que cette évolution normale continue à s'effectuer, l'on conçoit qu'il y ait nécessité d'un certain équilibre entre la quantité d'oxygène fourni par le poumon et la quantité d'aliments fournie par l'intestin.

S'il y a trop peu d'aliments pour la quantité d'air ingérée, la combustion s'exerce aux dépens des matériaux propres de nos organes, et de là résulte l'amaigrissement d'abord et plus tard l'atonie et l'atrophie de tous les tissus. Un semblable état, dans lequel l'animal est vraiment *autophage,* s'il vient à se prolonger, a pour terme fatal la mort par inanition. C'est ce qui se produit dans le cas de privation continuée d'aliments , ou lorsque des désordres graves s'opposent à l'intégrité des digestions.

Dans le cas, au contraire, où la quantité d'oxygène importé ne peut suffire à brûler complétement les aliments versés dans le sang par l'intestin, l'oxydation est incomplète, et voici ce qui en résulte :

Les matières carbonées, comme le sucre, la fécule, les corps gras, incomplétement réduits, ne peuvent atteindre la forme gazeuse, et sont incapables de se dégager par les voies respiratoires.

De même, les aliments azotés, viandes, gluten, œufs, ne trouvant une suffisante quantité d'oxygène, pour arriver au dernier terme de leur oxydation, s'arrêtent aux transformations intermédiaires, et notamment se constituent à l'état d'acide urique, qui par son peu de solubilité ne peut être entraîné au dehors par les urines.

En d'autres termes, les produits de la digestion ne pouvant librement s'échapper au dehors qu'à la condition d'être gazeux ou solubles, et ces deux conditions ne pouvant être remplies que par la présence d'une proportion suffisante d'oxygène, il est facile de présumer, que si ce dernier élément fait défaut, les matières impropres à la vie, au lieu d'être versées à l'extérieur, s'accumuleront dans l'organisme et provoqueront promptement l'apparition de désordres pathologiques graves.

Ce manque d'oxygène se rencontre fréquemment parmi les personnes qui vivent dans l'atmosphère des villes, et surtout dans l'air confiné des bureaux, des magasins, des ateliers, et même des appartements où la ventilation est si souvent nulle ou mal réglée.

Cette circonstance s'aggrave encore de tous les inconvénients de la vie sédentaire, qui, comme chacun le sait, par le défaut d'exercice qu'elle impose, ralentit le rhythme des mouvements respiratoires, et réduit même la quantité d'oxygène consommée dans chaque inspiration.

Le même phénomène s'observe encore, la quantité d'oxygène restant la même, si les aliments viennent à varier en abondance, ou en nature, c'est-à-dire, si le régime porte plus spécialement sur des mets succulents et des vins généreux.

Si toutes ces conditions se trouvent réunies, ainsi que cela arrive fréquemment dans un certain milieu social, leurs effets s'ajoutent, et le mal croît et se manifeste tôt ou tard.

De ces diverses considérations, l'on peut légitimement conclure que l'emploi de l'air vital est l'agent le plus indispensable de l'hygiène de l'habitant des villes, et qu'il est comme le correctif obligé des inconvénients des professions sédentaires, et d'une vie opulente et oisive.

Ses indications pathologiques sont nombreuses. Ses rapports directs avec l'appareil respiratoire ont dû tout d'abord éveiller l'attention des médecins. Aussi, voyons-nous Fourcroy et Chaptal et Bedoës, en France; Philips et Baynton en Angleterre, ouvrir la série de leurs expériences par le traitement des maladies de cet appareil.

Les médecins français l'appliquèrent à la phthisie pulmonaire, et l'on peut dire que cette tentative hardie était tellement logique, que les découvertes faites depuis n'ont fait que confirmer la justesse des vues de ces savants.

Il résulte en effet des recherches anotomo-pathologiques de M. Schrœder vander Kolk et de M. le professeur Natalis-Guillot, qu'à mesure que les tubercules et les cavernes se multiplient et s'étendent dans le parenchyme pulmonaire, les ramifications de l'artère du même nom vont en diminuant de nombre et de calibre. Ce phénomène a pour conséquence immédiate de réduire le champ de l'hématose et d'inaugurer hâtivement l'asphyxie lente, qui n'est que le prélude de la dernière période.

Or, il est évident que l'on peut compenser le défaut de surface par la concentration de l'air inspiré, c'est-à-dire par l'activité de la fonction : peut-être même qu'une quantité plus considérable d'air vital circulant avec le sang, aurait-elle pour résultat d'y brûler les matériaux putrides et de retarder les progrès de l'infection; peut-être encore l'action locale du gaz pourrait-elle produire une excitation détersive sur les parois des cavernes, analogue à celle que M. le professeur Piorry attribue à l'inhalation des vapeurs iodées.

Avouons cependant que ces deux dernières vues sont encore hypothétiques.

Toujours est-il que les tentatives faites dans ce but ne

furent pas sans succès entre les mains des médecins dont nous avons parlé, malgré tout le désavantage de leur mode de procéder, mode de procéder capable d'entraîner de graves accidents.

Grâce aux moyens pratiques dont la science dispose aujourd'hui, ces accidents inflammatoires ou hémorrhagiques, qui venaient souvent entraver la marche du traitement, ne sont plus à craindre.

Dans les attaques d'asthme, l'air pur, frais, en abondance, procure un soulagement immédiat; aussi l'inhalation de l'oxygène était-elle naturellement indiquée ; l'expérience a, du reste, pleinement réalisé les promesses de la théorie. Les succès ont été nombreux à une autre époque, et ils se sont assez souvent renouvelés depuis pour que la thérapeutique soit édifiée à cet égard.

Par une analogie très-légitime, on a tout lieu d'espérer un semblable résultat dans le traitement des affections qui se rapprochent, par leur nature et leurs manifestations, de l'asthme essentiel, dans la coqueluche, le faux croup, le spasme de la glotte, les formes nerveuses de l'angine de poitrine.

Dans les maladies constituées essentiellement ou secondairement par une altération globulaire du sang, comme l'anémie, la chlorose, la leucocytémie, les cachexies, ce gaz, éminemment créateur et réparateur du sang, occupe le premier rang parmi les modificateurs. N'est-il pas également permis de conjecturer que ce réactif vital par excellence ne sera pas sans action non plus sur ces agents intangibles, invisibles, insaisissables, qui infectent le sang sous le nom de virus, de *miasmes,* etc.? A ce compte, il serait destiné à enrichir la thérapeutique encore si pauvre de la morve, de la rage, du choléra, du typhus, des fièvres puerpérales, pernicieuses, etc.

Des considérations du même ordre militent encore en sa faveur contre la scrofule et surtout contre le diabète et l'albuminurie, affections qui, comme on le sait, se caractérisent par le rejet au dehors et par la voie des sécrétions de matières alibiles que l'oxygène a été impuissant à brûler.

Gimbernat, depuis longtemps, l'avait employé avec un succès complet contre les dartres, même invétérées. Nous ignorons si de nouvelles expériences ont été instituées dans ce sens, mais nous pouvons affirmer que les résultats obtenus par Gimbernat sont de la nature la plus encourageante.

A ce propos, nous devons ajouter que son action locale mérite de fixer l'attention : nous n'hésiterions pas à l'administrer en bains, en douches, etc.

Pour se convaincre de l'opportunité et de la fécondité d'une semblable ressource, il suffit de se rappeler que la peau échange à chaque instant, et bulle à bulle, de l'acide carbonique contre l'oxygène atmosphérique. Cette membrane est donc l'organe et le siége d'une espèce de respiration supplémentaire, et rien ne démontre que l'on ne pourra pas un jour tirer parti de cette fonction secondaire dans les cas d'asphyxie, de syncope, d'embarras ou d'occlusion de l'arbre aérien, comme l'on tire parti de ses facultés absorbantes dans certaines affections du tube digestif.

Nous ne saurions mieux terminer ces courtes considérations qu'en rapportant l'extrait suivant d'une note adressée à l'Académie des sciences par MM. Leconte et Demarquay : « Sous l'influence de l'oxygène, disent les auteurs, les forces renaissent, l'appétit, d'abord nul, revient avec une intensité souvent remarquable, à ce point que nous avons vu des malades demander des aliments pour la nuit. Bientôt les lèvres se colorent, une vitalité plus grande se manifeste, et on voit cesser avec les phénomènes de réparation beaucoup de troubles nerveux. »

Faut-il, d'ailleurs, s'étonner de la puissance et de la multiplicité de ses applications quand on sait que la chaleur, la lumière, l'électricité, les matières alibiles et l'oxygène créent et perpétuent la vie à la surface du globe? Cet agent ne doit-il donc pas être placé sur la même ligne que ces puissants modificateurs dont l'action nécessaire est incessante, universelle et indéfinie.

L'administration d'un agent aussi **énergique** ne saurait être abandonnée au hasard; elle a **besoin de** s'entourer de certaines précautions relatives **à la quantité inspirée**, à son degré de pureté ou de mélange **avec** l'air **atmosphérique**.

La dose doit être subordonnée à l'âge, au sexe, à la constitution, à l'habitude, à la nature de la maladie, etc.

En général, il est convenable de commencer par un mélange d'air et d'oxygène au tiers ou au quart; on élève ensuite progressivement la proportion d'oxygène jusqu'au degré de pureté absolue. Du reste, dans ces circonstances, les conseils et la direction du médecin sont indispensables.

Pour que cette précieuse substance puisse définitivement entrer dans le domaine de la médecine courante, nous nous sommes empressé de la rendre aussi facile à préparer, à transporter, à transvaser et à administrer qu'un liquide quelconque. Nous sommes aussi parvenu à pouvoir la doser aussi rigoureusement que les remèdes d'un usage journalier.

Nous nous sommes également assuré, par la mise en œuvre des réactifs les plus sensibles, de sa pureté absolue.

Enfin le prix auquel nous livrons le gaz ou l'appareil destiné à le produire démontre amplement que la question d'économie n'a pas été la moindre de nos préoccupations.

Notre appareil se compose d'un matras A (*fig.* 1) posé sur un trépied de cuivre, au-dessous duquel on place une

Fig. 1.

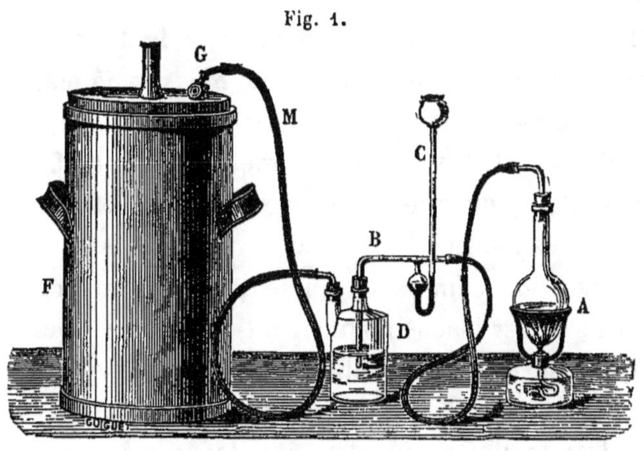

lampe à alcool. Ce matras est fermé par un bouchon de caoutchouc, d'où émerge un tuyau de même substance, qui va se raccorder avec le tube de verre B. Celui-ci, muni de son tube de sûreté C et coudé à angle droit, plonge par sa branche verticale dans le flacon laveur D, contenant une dissolution de potasse caustique ou d'eau de chaux. De la tubulure latérale de ce vase se dégage un autre tube d'étain également courbé et se continuant jusqu'au réservoir F, à l'aide d'un conduit de caoutchouc M. A la jonction du réservoir et du conduit M se trouve un robinet métallique G, sur lequel s'ajuste exactement le tube de caoutchouc.

Le réservoir se compose d'un cylindre de tôle vernie que l'on remplit d'eau et d'un autre cylindre de même substance, mais d'un diamètre moindre, renversé dans le premier.

Ces deux vases sont munis, suivant la direction de leur axe, l'un d'un mandrin et l'autre d'une canule glissant à frottement doux l'un sur l'autre. Cette disposition a pour but d'empêcher les oscillations de la cloche dans son mouvement ascensionnel au-dessus de l'eau.

Voici comment on opère :

On place dans le matras un mélange de deux parties de chlorate de potasse et d'une partie bioxyde de manganèse et on allume la lampe après s'être assuré que le robinet métallique est ouvert. Avec une légère modification à l'appareil, le bioxyde de manganèse peut être remplacé par du grès tamisé et bien sec.

La réaction commence immédiatement, et l'on voit la cloche s'élever insensiblement au-dessus de l'eau. Il est convenable de laisser échapper les premières bulles qui se dégagent, parce qu'elles sont mêlées à l'air contenu dans l'appareil. On obtient ce résultat en y ajustant le tube de caoutchouc M sur le tube d'étain que quelques secondes après le commencement de la réaction.

Il est facile de comprendre la marche de l'opération : sous l'action de la chaleur, l'oxygène se dégage dans le matras, passe dans le flacon laveur, s'y épure et arrive dans la cloche renversée où il s'accumule sur l'eau en soulevant la cloche.

Une échelle métrique marquée sur la paroi externe de la cloche indique le volume du gaz contenu à chaque instant de l'opération.

Quand la quantité d'oxygène dégagé est reconnue suffisante, on démonte le conduit de caoutchouc M, et aussitôt qu'il est dégagé on le pince entre le pouce et l'index, et on ferme le robinet métallique.

Si au lieu d'oxygène pur on veut avoir un mélange de ce gaz et d'air atmosphérique, on laisse d'abord entrer dans la cloche la quantité d'air voulu, ce qui s'opère en soulevant la cloche jusqu'au degré de l'échelle qui marque le nombre de litres déterminé, et on le pousse dans le sac K dont nous allons parler.

Si l'on veut, par exemple, un mélange à parties égales d'air et d'oxygène, on élève la cloche jusqu'à ce que le n° 5 de l'échelle affleure au niveau du liquide, et on chasse cet air dans le sac. On laisse ensuite aller l'opération jusqu'à ce que l'échelle affleure encore à 5, et l'on amène encore ce gaz dans le réservoir commun. Il est évident que l'on a ainsi un mélange de cinq litres de ce gaz et de cinq litres d'air.

L'oxygène ainsi préparé, est ensuite amené dans un sac de caoutchouc K (*fig.* 2) où la respiration doit le puiser.

Ce sac est cylindrique et porte, sur sa paroi extérieure, des cordons circulaires en relief et équidistants qui correspondent à des divisions de l'intérieur en parties d'égale capacité.

A sa partie supérieure s'adapte un tuyau de caoutchouc dont la partie moyenne est munie d'un robinet de cuivre et dont l'extrémité libre porte une embouchure de buis.

A l'autre extrémité du sac se trouve encore un conduit sur le trajet duquel se trouvent deux robinets, et dont l'extrémité libre est capable de s'ajuster exactement sur la canule du robinet G du gazomètre.

Pour charger le sac, on met ce dernier conduit en rapport avec le robinet G, et on pèse sur la cloche : le gaz, contenu dans celle-ci, passe dans le sac, et cela fait, on ferme les robinets.

Le malade n'a plus alors qu'à s'armer de l'embouchure,

ouvrir le robinet et inspirer, en ayant soin d'expirer par le nez, et après avoir exactement fermé la bouche.

Fig. 2.

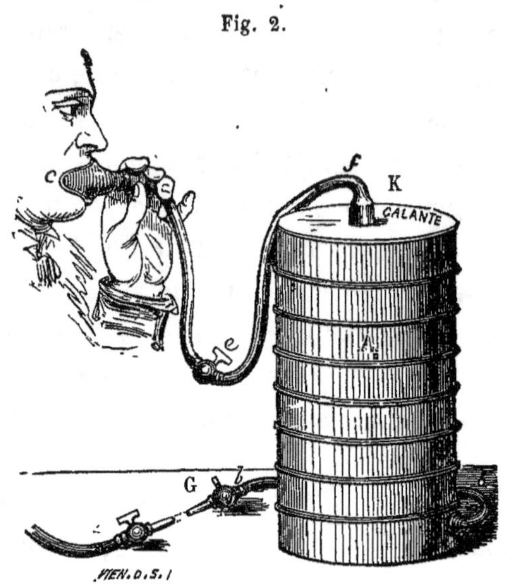

L'inspiration doit être large, lente, et l'air inspiré doit être conservé quelque temps dans le poumon, pour assurer l'absorption complète de l'oxygène.

L'oxygène tout préparé se trouve à notre pharmacie, rue Saint-Honoré, n° 151, hôtel du Louvre.

On y trouve aussi les paquets tout faits de chlorate de potasse et de peroxyde de manganèse.

Nous tenons aussi à la disposition du public des appareils tout montés pour préparer économiquement et en quelques minutes dix litres d'oxygène.

Nous avons aussi pour MM. les pharmaciens, les médecins et les directeurs d'établissements publics des appareils plus considérables pouvant fournir 50, 100 et 200 litres de gaz.

PARIS. — IMP. DE V. GOUPY ET Cᵉ, RUE GARANCIÈRE, 5.